NOTICE

SUR

LE CHOLÉRA,

PAR

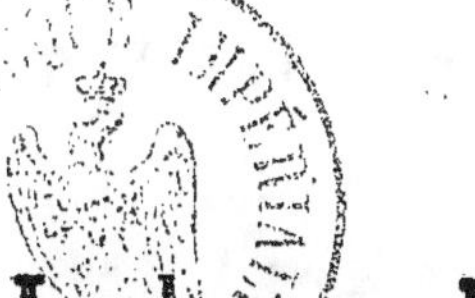

Le docteur F. BLOCKBERGER,

MÉDECIN DE L'HOSPICE DE DARNÉTAL,

MEMBRE DU CONSEIL D'HYGIÈNE & DE SALUBRITÉ.

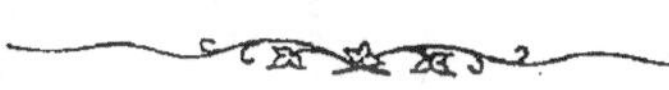

DARNÉTAL.

IMPRIMERIE DE FRUCHART.

—

1866.

.IOTICE SUR LE CHOLÉRA.

L'opinion publique est vivement préoccupée, depuis quelque temps, au sujet du choléra. Chacun voudrait savoir s'il va venir à Darnétal ou s'il y est déjà.

Les uns se livrent à une terreur exagérée et que rien ne justifie ; les autres, au contraire, repoussent toute idée du fléau, et nient absolument son existence.

C'est pour répondre à l'appel de l'opinion, calmer les alarmes des uns, réveiller l'apathie des autres, que nous avons entrepris ce travail.

I.

Le choléra est tellement capricieux, tellement bizarre dans sa marche, qu'il déjoue tous les calculs.

Lorsque le choléra envahit Marseille, en 1865, rien dans les observations météorologiques faites à l'observatoire n'a concordé avec les idées que l'on avait sur le mode de production du choléra.

A Amiens, cette année, résultat également négatif.

D'après cela, il est parfaitement inutile de rechercher si l'état de l'atmosphère, les vents, la température nous annoncent la visite prochaine du choléra à Darnétal. La seule chose qui pourrait peut-être le faire craindre, c'est le nombre considérable de diarrhées que nous soignons depuis quelques mois.

Mais la saison rend compte de cette fréquence des diarrhées, et nous pensons aussi que la peur y entre pour une bonne part. « La peur, — dit M. Peyrussan (de Cette), — suspend à » coup-sûr la digestion, et donne lieu à des vomissements, ou, » si la digestion est faite, elle provoque une diarrhée intense en » temps ordinaire. Que sera-ce en temps d'épidémie ? »

Ainsi donc, nous ne savons pas si nous aurons le choléra.

Mais ne l'avons-nous pas ?

A cela nous répondrons formellement : Non.

Quelques cas isolés se sont produits dans des conditions particulières, éminemment favorables au développement de la maladie. Ces cas, multipliés par la panique, sont loin de constituer une épidémie. Nous dirons même que le nombre des malades a plutôt diminué qu'augmenté depuis quelques jours.

Quoiqu'il advienne, nous allons dans ce travail parler des causes qui produisent le choléra, et des moyens de s'en préserver ; puis, nous étudierons la maladie dans ses premières manifestations, en indiquant la conduite à tenir qui paraît la meilleure.

II.

Tout le monde est d'accord, aujourd'hui, pour considérer le choléra comme une maladie miasmatique, c'est-à-dire causée

ar des miasmes. Ces miasmes, sont d'abord enge..
.ne cause étrangère à l'homme : la décomposition p..
les matières animales. Cette décomposition, commencée ..
'oxigène de l'air, est continuée par des infusoires, animaux o.
.égétaux microscopiques. Nous dirons, comme M. le docteur
Champouillon, de Paris : « Peu nous importe la forme sous
» laquelle l'imagination nous représente ces êtres restés mysté-
» rieux ; ce qui nous importe bien davantage, c'est l'œuvre
» qu'ils accomplissent, c'est cette désorganisation de la matière,
» qui donne naissance à des gazs septiques. »

Sont-ce ces gazs ou les petits animaux dont nous parlions à
l'instant, qui sont l'agent producteur du choléra ? La question
n'est pas jugée. Ce qu'il y a de certain, le voilà : l'air se charge
de cet agent, quel qu'il soit, et quand nous respirons un air
ainsi vicié, nous ressentons les effets d'un véritable empoi-
sonnement, effets plus ou moins violents, suivant la dose du
poison absorbé.

Le poison déposé dans notre économie agira non seulement en
raison de la dose, mais aussi en raison des dispositions à le
recevoir qu'il rencontrera.

Ceci nous conduit à exposer les causes du choléra.

Nous les diviserons en prédisposantes, qui préparent l'orga-
nisme à recevoir le germe morbide, et en occasionnelles, qui
font que ce germe se développe.

CAUSES PRÉDISPOSANTES.

Insalubrité des habitations.

Personne, devant l'expérience des épidémies passées, ne sera
tenté de nier l'influence de cette cause. Le défaut d'air et de

lumière, l'humidité et la malpropreté des murs, l'encon.
ment, lorsqu'une chambre reçoit la nuit plus d'habitants qu'ei
n'en devrait contenir, la cohabitation d'animaux domestique
qui viennent encore dérober une part de l'air respirable, l'ac
cumulation de hardes ou d'objets malpropres dans les coins
l'état de malpropreté et de dégradation des lieux d'aisances, la
proximité des fumiers, voilà toutes choses à surveiller, si l'on
veut se dérober à une épidémie.

Mauvaise alimentation.

Une alimentation de mauvaise qualité, l'usage des fruits non
murs ou pris en trop grande quantité, l'usage de la viande de
porc mal cuite, l'usage des boissons froides prises entre les
repas, l'usage de l'eau comme boisson habituelle ; tout cela est
à signaler comme prédisposant au choléra. Mais ce qu'il faut
surtout écarter, c'est l'excès de nourriture et l'abus des liquides.
L'ivrognerie joue un très-grand rôle dans la production du
choléra. Non seulement elle prédispose à la maladie d'une façon
effrayante, puisque dans les années 1853 et 1854, un quator-
zième des individus frappés étaient des ivrognes bien connus ;
mais encore l'attaque, chez ceux qui ont l'habitude de boire, est
ordinairement foudroyante : le choléra se déclare d'emblée, et
en quelques heures il a fait un cadavre.

Misère. — Absence de vêtements.

Le choléra s'est toujours montré fréquent sur les ouvriers ex-
posés à l'intempérie des saisons ; chez ceux qui, étant mouillés,
n'ont pu se sécher ou changer de vêtements. Chez les malheureux qui ne sont pas vêtus, le choléra a toujours fait de grands
ravages ; mais il faut dire qu'ils présentent en même temps, le
plus souvent réunies, toutes les causes prédisposantes.

Les passions tristes, les chagrins domestiques, l'ennui, la
nostalgie, l'abus des plaisirs, etc., sont encore des causes très
efficaces de la maladie qui nous occupe.

CAUSES OCCASIONNELLES.

Nous trouvons ici deux causes principales : les écarts de ré-
ime, et le refroidissemet.

Une indigestion est chose grave et qu'il faut éviter en temps
choléra. C'est pourquoi il ne faut rien changer à ses habi-
des ou, du moins, si l'on retranche de son régime, faut-il bien
garder d'y rien ajouter

Le docteur Maurin écrivait l'année dernière, à propos de l'épi-
émie de Marseille :

« A de fort rares exceptions, la maladie n'a sévi que sur des
malheureux qui se sont livrés à quelque excès. On cite à
peine dix personnes notables qui ont succombé au choléra,
utes avaient commis des imprudences. »

III.

En énumérant les causes qui produisent le choléra, nous
avons déjà indiqué les moyens de s'en préserver. Il est évident
que la première chose à faire pour éviter une maladie, c'est de
fuir tout ce qui peut nous la donner.

Sublatâ causâ tollitur effectus.

Il faut, avant tout, comme nous l'avons dit en commençant,
ne pas avoir peur. Il faut ensuite surveiller soigneusement
l'alimentation. Encore une fois, la meilleure manière de se

nourrir en temps d'épidémie, est de ne rien changer à ses habitudes : user de tout, n'abuser de rien. Il est bon de ne pas sortir à jeun ; mais nous ne conseillerons jamais, pour remplir ce but, l'usage des liqueurs fortes. L'eau-de-vie bue le matin dispose l'estomac à mal digé er, en provoquant inutilement une secrétion de suc gastrique. Ne voyons-nous pas en tout temps ceux qui ont l'habitude de boire ainsi, *rendre des eaux*, avoir des pituites.

Par contre, après le repas, prenez une infusion chaude aromatique de thé, de tilleul, ou de menthe, ou de camomille, ou de toute autre drogue équivalente. L'anis, la coriandre, le fenouil, la cannelle, etc., etc., remplissent également ce but.

Un petit verre de chartreuse ou d'élixir de garus n'a aucun inconvénient.

Il faut que les vêtements soient chauds. Nous recommandons spécialement l'usage des chemises de flanelle, ou, tout au moins, nous conseillons d'entourer le ventre avec une bande de flanelle large de 0,20 à 0,30 centimètres, et longue de 1 mètre et demi à 2 mètres. On comprendra sans peine l'utilité de ces précautions, si l'on se rappelle qu'un refroidissement est une cause très efficace de choléra.

Pour les habitations, il faut éviter toutes les causes d'insalubrité que nous avons signalées ; il faut se garder aussi de laisser les fenêtres ouvertes pendant la nuit. Enfin, que le travail quel qu'il soit, manuel ou autre, soit modéré ; pas d'excès de fatigue ni de veilles prolongées ; sept heures de sommeil sont nécessaires à l'homme. L'école de Salerne ne lui en accordait que six ; mais il n'y avait pas de choléra alors.

En résumé, un homme convenablement nourri, bien vêtu, qui ne fera pas d'excès et ne commettra pas d'imprudence, aura toute chance d'échapper au choléra, surtout s'il porte une ceinture de flanelle, et s'il prend la peine de se laver convenablement chaque jour et de faire soigner le plus petit malaise, comme nous le verrons plus loin.

Dans les circonstances ordinaires, il n'est pas nécessaire de recourir à d'autres moyens. Mais s'il est mort un cholérique dans une maison, cela suffit-il ? Non.

La contagion d'homme à homme n'est pas prouvée; mais il ne s'en suit pas de là qu'on doive abandonner toute prudence

L'individu qui est frappé d'une maladie mia-matique devient à son tour un foyer d'infection, un laboratoire d'émanations pestilentielles.

« Quand ces émanations, — dit M. le docteur Champouillon,
» — viennent à souiller une masse d'air confiné, il faut, pour
» le salut de ceux qui y vivent, que ce milieu soit ou renou-
» velé, ou purifié; c'est-à-dire qu'il faut recourir ou à la venti-
» lation, ou à la désinfection. »

Nous ne donnerons pas la liste de tous les désinfectants usités : les uns, comme l'acide phénique, le chlore, les vapeurs de souffre, les hypochlorites, sont réputés détruire radicalement les miasmes ; les autres, comme le vinaigre simple, l'eau de Cologne, le vinaigre des quatre voleurs, le vinaigre de Bully, le camphre et ses préparations, etc., chassent seulement les mauvaises odeurs.

Voici ce qui nous a paru le plus rationnel : Dans une maison où il y a eu un cholérique, il faut faire une ventilation énergique, en ouvrant toutes les issues et en faisant du feu à toutes les cheminées ; puis on fera, dans chaque appartement, des fumigations chlorées. Elles ont si bien réussi à M. Nonat, à l'hôpital de la Charité, à Paris que son service est resté indemne de choléra.

Voici son procédé :

Mettre dans un vase de la largeur d'une assiette, mais plus profond, dans une écuelle, par exemple, du chlorure de chaux pulvérisé et délayé dans une suffisante quantité d'eau, sous la forme d'une bouillie claire. Renouveler ce mélange tous les jours.

On obtient par ce moyen, à peu de frais, un dégagement bien suffisant de chlore.

Voici maintenant quelques précautions que nous recommandons, d'après Taddéi et Desgenettes, aux personnes qui sont appelées auprès des cholériques :

Ablutions fréquentes avec l'eau et le vinaigre, et changement de vêtements chaque jour. — Exposer les vêtements de la veille aux émanations du chlore.

On voit, d'après cela, que l'on peut dire avec M. Grimaux de Caux, que la préservation de l'individu est devenue, au fond, une affaire de toilette et d'hygiène privée.

IV.

Le choléra est ordinairement précédé de diarrhée. Cette diarrhée, dite *cholérine* ou *diarrhée prémonitoire*, mérite d'autant mieux de fixer notre attention, qu'elle est généralement facile à guérir ; mais que si on néglige de la soigner, elle devient fatalement le choléra.

Sur 6.903 bulletins, un rapport fait par M. le docteur Duchesne, au conseil d'hygiène de Paris, constate que la diarrhée prémonitoire a précédé le choléra de six heures au moins, 4,983 fois ; 619 fois seulement, il n'y a pas eu de diarrhée. Mais un certain nombre de bulletins mentionnent que les individus atteints éprouvaient depuis plusieurs jours des coliques, ou un malaise général, ou une douleur assez forte au creux de l'estomac.

Ainsi, un malaise général, indéfinissable disent les auteurs, un sentiment de lassitude que rien ne justifie ; quelquefois des

coliques vagues, ou une douleur de ventre siégeant plus spécialement au creux de l'estomac, une certaine répugnance pour
les aliments : voilà autant de petites souffrances auxquelles on
ne prend pas garde en temps ordinaire, et qu'il faut surveiller
en temps de choléra. Mais la nécessité de se soigner devient im-
périeuse si, à quelques-uns de ces symptômes se joint de la
diarrhée.

« Si tout le monde voulait comprendre, dit M. Caradec, et cela
est très facile, que quand le choléra se montre quelque part, la
diarrhée qui le précède presque toujours, et qui est comme une
ébauche du choléra, est un avertissement sérieux et providen-
tiel dont on doit tenir grand compte, les médecins, avertis à
temps, pourraient alors prévenir ou arrêter à ses débuts, une
affection qui déjoue trop souvent leurs moyens les plus-ration-
nels et les plus énergiques, parce qu'ils sont appliqués trop tard.
Que d'exemples funestes venant appuyer cette assertion, chaque
médecin n'aurait-il pas à citer dans sa pratique ! »

Cette diarrhée prémonitoire est variable dans sa forme ; tantôt
les malades, après avoir ressenti quelques coliques, éprouvent
presque un sentiment de bien-être en rendant des selles co-
pieuses ; tantôt, au contraire, l'expulsion de ces selles est ac-
compagnée d'épreintes douloureuses et d'une anxiété peinte
sur tous les traits.

Dans tous les cas, elle s'accompagne d'une tendance marquée
au refroidissement.

La première chose à faire quand on éprouve de la diarrhée,
est de cesser tout travail et de supprimer les aliments solides.
Quelques bouillons de légers potages conviennent seuls. Puis,
on allumera du feu et on réchauffera le malade, si l'on voit qu'il
a tendance à se refroidir ; on lui donnera à prendre quelques
gorgées d'une infusion aromatique chaude et bien sucrée.

On prendra pour ces infusions les mêmes plantes que nous
avons recommandées plus haut de prendre à la suite du repas,
le thé, le tilleul, etc.. etc.

Les poudres absorbantes, la magnésie, le charbon de Belloc, rendent de grands services au début des accidents ; il en est de même de la poudre d'ipéca, qui, administrée au début et à haute dose, donne un rétablissement presqu'instantané de la santé.

Enfin, nous conseillerons volontiers, en attendant l'arrivée du médecin, l'usage de quelques cuillerées de la potion suivante :

Sous-nitrate de bismuth. . . .	2 gr.
Laudanum de Rousseau. . . .	1
Alcool 36°.	15
Eau de menthe.	60
Sirop d'éther ou de fleurs d'oranger..	30

Mais il ne faut jamais mettre toute sa confiance dans ces formules générales. qui conviennent à tous, parce que la marche de la maladie est tellement capricieuse. qu'une main exercée peut seule la poursuivre avantageusement dans toutes ses phases.

V.

Le choléra, ordinairement, après avoir été précédé par les accidents prémonitoires, mais quelquefois aussi brusquement, s'annonce par une lassitude profonde et subite, des coliques, puis une diarrhée avec selles d'abord colorées, puis tout-à-fait incolores, séreuses, ressemblant à de l'eau de riz, et présentant quelques petits flocons fibrineux. En peu de temps les traits présentent une altération remarquable, qu'on n'oublie jamais quand on l'a vue une fois ; les yeux s'excavent ; le malade est pris de nausées ; il vomit d'abord un liquide verdâtre, puis tout-à-fait incolore ; la peau se couvre d'une sueur froide et visqueuse très abondante ; les urines sont supprimées, la voix est éteinte, cassée ; la langue est glacée et poisseuse ; ordinairement elle reste incolore ; enfin, des crampes viennent encore ajouter à l'horreur du tableau, pendant que les lèvres et la face deviennent bleuâtres.

Cet état constitue la première période, ou période algide du *choléra confirmé.*

Dans le choléra confirmé, suivant M. Gubler, il importe de considérer, pour le traitement, deux degrés ou deux formes principales, dont l'une demande l'usage des boissons chaudes et des excitants de toute sorte, et l'autre, au contraire, exige l'emploi exclusif de la glace et des boissons froides à l'intérieur, l'extérieur du corps devant être excité seul.

Evidemment, le médecin seul peut être juge en pareille matière. Seul il est capable de choisir, parmi toutes les méthodes de traitement, celle qui s'adapte le mieux à l'âge, à la constitution, à l'idiosyncrasie du malade.

Vouloir traiter tous les cholériques avec le même médicament, c'est vouloir tout simplement une absurdité. Tous les moyens sont bons, s'ils sont employés avec discernement. Pas de systèmes exclusifs dans le traitement du choléra.

« Le traitement spécifique du choléra, dit M. Gubler, n'existe pas. Le traitement rationnel, le seul possible, sera tiré des indications. Ses moyens sont ceux des médications auxquelles ressortissent les périodes de la maladie et les différents symptômes dominants. »

Nous nous associons sans restriction à cette manière de voir. Nous arrêtons ici ce travail. Nous avons écrit pour le public, nous n'avons donc pas cherché à faire une histoire complète du choléra, qui lui importerait peu.

Le but que nous nous sommes proposé a été celui-ci :

Mettre en garde nos populations ouvrières contre les appels trompeurs de la spéculation, et les empêcher de mettre leur confiance en des fioles plus ou moins pompeusement décorées, qui ne les guériront pas.

Permettre à chacun de faire, en attendant l'arrivée du médecin, une médication rationnelle et *qui n'aggrave pas la maladie;* mais surtout donner à chacun le moyen de se soustraire au fléau, en se mettant dans les meilleures conditions hygiéniques possibles.

Nous souhaitons, en terminant que, l'épidémie oubliant la vallée de Darnétal, nos conseils ne reçoivent pas de sanction pratique.

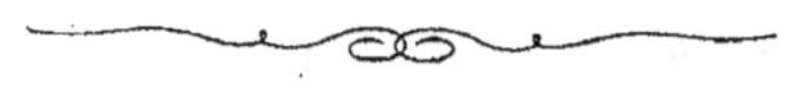

Darnétal. — Imprimerie de Fruchart.